Agonia do eros

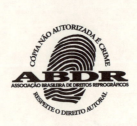

Dados Internacionais de Catalogação na Publicação (CIP)
(Câmara Brasileira do Livro, SP, Brasil)

Han, Byung-Chul
   Agonia do eros / Byung-Chul Han ; tradução de Enio Paulo Giachini. – Petrópolis, RJ : Vozes, 2017.
   Título original : Agonie des Eros
   Bibliografia.

   7ª reimpressão, 2025.

   ISBN 978-85-326-5518-9
   1. Amor 2. Desejo 3. Esgotamento (Psicologia) 4. Melancolia I. Título.

17-05442   CDD-128.46

Índices para catálogo sistemático:
1. Amor : Filosofia   128.46

**BYUNG-CHUL HAN
Agonia do eros**

Tradução de Enio Paulo Giachini

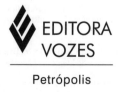

EDITORA
VOZES

Petrópolis

© 2012 Matthes & Seitz Verlag Berlin

Tradução do original em alemão intitulado *Agonie des Eros*

Direitos de publicação em língua portuguesa – Brasil:
2017, Editora Vozes Ltda.
Rua Frei Luís, 100
25689-900 Petrópolis, RJ
www.vozes.com.br
Brasil

Todos os direitos reservados. Nenhuma parte desta obra
poderá ser reproduzida ou transmitida por qualquer forma e/ou
quaisquer meios (eletrônico ou mecânico, incluindo fotocópia
e gravação) ou arquivada em qualquer sistema ou banco de
dados sem permissão escrita da editora.

CONSELHO EDITORIAL	PRODUÇÃO EDITORIAL
Diretor	Aline L.R. de Barros
Volney J. Berkenbrock	Eric Parrot
	Jailson Scota
Editores	Marcelo Telles
Aline dos Santos Carneiro	Mirela de Oliveira
Edrian Josué Pasini	Natália França
Marilac Loraine Oleniki	Otaviano M. Cunha
Welder Lancieri Marchini	Priscilla A.F. Alves
	Rafael de Oliveira
Conselheiros	Samuel Rezende
Elói Dionísio Piva	Vanessa Luz
Francisco Morás	Verônica M. Guedes
Gilberto Gonçalves Garcia	
Ludovico Garmus	
Teobaldo Heidemann	

Secretário executivo
Leonardo A.R.T. dos Santos

Editoração: Leonardo A.R.T. dos Santos
Diagramação: Sheilandre Desenv. Gráfico
Revisão gráfica: Silvana Moraes
Projeto de capa: Pierre Fauchau
Arte-finalização: Editora Vozes

ISBN 978-85-326-5518-9 (Brasil)
ISBN 978-3-88221-973-9 (Alemanha)

Este livro foi composto e impresso pela Editora Vozes Ltda.

Sumário

1 Melancolia, 7

2 Não-poder-poder, 21

3 O mero viver, 37

4 Pornografia, 55

5 Fantasia, 63

6 Política do eros, 75

7 O fim da teoria, 83

1
Melancolia

Nos últimos tempos tem-se propalado o fim do amor. Hoje, o amor estaria desaparecendo por causa da infinita liberdade de escolha, da multiplicidade de opções e da coerção de otimização. Num mundo de possibilidades ilimitadas, o amor não tem vez. Acusa-se também o arrefecimento da paixão. Cuja causa, segundo Eva Illouz, em seu livro *Warum Liebe weh tut* (Por que o amor machuca), reside na racionalização do amor e na ampliação da tecnologia da escolha. Mas essas teorias sociológicas do amor não percebem que, hoje, está em curso algo que sufoca essencialmente o amor, bem mais do que a liberdade infinda ou as possibilidades ilimitadas. Não é apenas a oferta de outros *outros* que contribui para a crise do amor, mas a erosão do *Outro*, que por ora ocorre em todos os âmbitos da vida e caminha cada vez mais de mãos dadas com a narcisificação do si-mesmo. O fato de *o outro desaparecer* é um processo dramático, mas, fatalmente avança, de modo sorrateiro e pouco perceptível.

O eros aplica-se em sentido enfático ao outro que não pode ser abarcado pelo regime do eu. No inferno do igual, que vai igualando cada vez mais a sociedade atual, já não mais nos encontramos, portanto, com a experiência erótica. Essa experiência pressupõe a assimetria e exterioridade do outro. Não por acaso, Sócrates enquanto amante, chama-a de *atopos*. O outro que eu desejo (*begehre*)* e me fascina

---

* *Begehren* é um conceito central nesse livro de Byung. Traduzimos essa palavra por *cupidez*; quando o verbo é conjugado, traduzimos por *desejar*, colocando entre parênteses o étimo alemão. Usualmente traduz-se *begehren* por desejar. *Begehren* (do latim: *cupere, petere*), porém, tem certa nuance diferente de *wünschen*. O próprio autor distingue entre essas duas ações. *Wunsch* é mais um sentimento de anelo de realização e satisfação anímica; *Begehren* sempre tem uma conotação de desejo do outro, cobiça (*cupere*). Como o tema central do livro está referido ao eros, a palavra cupidez expressa melhor o que diz o conceito alemão [N.T.].

é *sem-lugar*. Ele se retrai à linguagem do igual: "Enquanto *atopos*, o outro abala a linguagem: não se pode falar *d*ele, *sobre* ele; todo e qualquer atributo é falso, doloroso, insensível, constrangedor [...]"[1]. A cultura atual da comparação constante não admite a negatividade do *atopos*. Estamos constantemente comparando tudo com tudo, e com isso nivelamos tudo ao *igual*, porque perdemos de vista justamente a experiência da *atopia* do outro. A negatividade do outro *atópico* se retrai frente ao consumismo. Assim, a tendência da sociedade de consumo é eliminar a alteridade atópica em prol de diferenças consumíveis, sim, *heterotópicas*. A diferença é uma positividade em contraposição à alteridade. Hoje, a negatividade está desaparecendo por todo lado. Tudo é nivelado e se transforma em objeto de consumo.

Hoje, vivemos numa sociedade que está se tornando cada vez mais narcisista. A libido é investida primordialmente na própria subjetividade. O narcisismo não é um amor

---

1. BARTHES, R. *Die helle Kammer*. Frankfurt a. M., 1935, p. 45.

próprio. O sujeito do amor próprio estabelece uma delimitação negativa frente ao outro em benefício de si mesmo. O sujeito narcísico, ao contrário, não consegue estabelecer claramente seus limites. Assim, desaparecem os limites entre ele e o outro. O mundo se lhe afigura como sombreamentos projetados de si mesmo. Ele não consegue perceber o outro em sua alteridade e reconhecer essa alteridade. Ele só encontra significação ali onde consegue reconhecer de algum modo a si mesmo. Vagueia aleatoriamente nas sombras de si mesmo até que se afoga em si mesmo.

A depressão é uma enfermidade narcísica. O que leva à depressão é uma relação consigo mesmo exageradamente sobrecarregada e pautada num controle exagerado e doentio. O sujeito depressivo-narcisista está esgotado e fatigado de si mesmo. *Não tem mundo* e é abandonado pelo *outro*. Eros e depressão se contrapõem mutuamente. O eros arranca o sujeito de si mesmo e direciona-o para o outro. A depressão, ao contrário, mergulha em si mesma. O sujeito de hoje, voltado narcisicamente ao desempenho, está à busca de sucesso. Sucesso e bons resultados trazem consigo uma confirmação de um pelo outro. Ali, o outro, que é privado de sua alteridade, degrada-se em espelho do um, que confirma a esse em seu ego. Essa lógica de reconhecimento enreda o sujeito narcisista do desempenho de forma ainda mais profunda em seu ego. Com isso, vai se criando uma *depressão do sucesso*. O sujeito do desempenho depressivo mergulha e se afoga em si mesmo. O eros, ao contrário, possibilita uma experiência do *outro* em sua alteridade, que o resgata de seu inferno narcisista. Ele dá curso a uma *denegação* espontânea do *si mesmo*, um *esvaziamento* voluntário do *si mesmo*. Um sujeito do amor é tomado por um *tornar-se-fraco* todo próprio, que vem acompanhado ao mesmo tempo por um sentimento de fortaleza. Mas esse sentimento não é *o desempenho próprio* de si mesmo, mas *o dom do outro*.

No inferno do igual, a chegada do outro *atópico* pode tomar uma forma apocalíptica. Aliás, hoje, só um apocalipse nos poderá libertar – sim, redimir, – de um inferno do igual em direção ao outro. Nessa perspectiva, o filme de Lars von Trier começa com o anúncio de um acontecimento apocalíptico, desastroso. *Desastre* significa literalmente *des-astro* (lat. *des-astrum*). Na noite estrelada, junto com sua irmã, Justine descobre uma estrela vermelha cintilante, que depois se mostra como um des-astre (*des-astro*). *Melancolia* é um *des-astre*, com o qual se inicia a desgraça completa. Mas é também um *negativo* de onde surge um efeito salvífico e terapêutico, purificador. Nesse sentido, *melancolia* é um nome paradoxal, quando o planeta aproxima justamente uma salvação ou cura da depressão numa forma específica de melancolia. Ele se manifesta como o outro *atópico* que arranca Justine do charco narcisista. Assim, ela floresce em sua forma frente ao planeta mortal.

O eros vence a depressão. A relação de tensão entre amor e depressão domina o discurso do filme *Melancolia* desde o começo. O prelúdio de *Tristão e Isolda*, trilha sonora do filme, conjura a força do amor. A depressão se apresenta como impossibilidade do amor. Ou o amor impossível leva à depressão. É só o planeta "Melancolia" como outro atópico, que irrompe para dentro do inferno do igual, acende a cupidez erótica em Justine. Na cena de nudez no lajedo do rio se vê o corpo de uma amante tomado pelo cupido da voluptuosidade. Tomada de expectativas, Justine se refestela na luz azul do planeta mortífero. Essa cena desperta a impressão de que Justine anelasse a colisão mortal com o corpo celeste atópico. Ela espera a proximidade da catástrofe como uma união prazerosa com o amado. É inevitável não pensar aqui na morte por amor, de Isolda. Na proximidade da morte, também Isolda se entrega com prazer ao "todo que insufla um hálito de mundo". Não é por acaso que, justo nessa única cena erótica do filme, ressoa novamente o prelúdio de *Tristão e Isolda*. Ele conjura de forma mágica a vizinhança de eros e morte, de apocalipse e redenção. Paradoxalmente, Justine vivencia a aproximação da morte. Ela a abre para o outro. Liberta de sua prisão narcisista, Justine volta seus cuidados também para Claire e seu filho. A real magia do filme é a transformação maravilhosa que transmuta Justine de uma pessoa depressiva numa pessoa amorosa e amante. A atopia do outro mostra ser a utopia do eros. Intencionalmente, Lars von Trier introduz quadros de arte clássicos, para dar direcionamento discursivo ao filme e embasá-lo com uma semântica específica. É assim que, na trama surrealista, ele vai introduzindo a imagem de Pieter Bruegel *Die Jäger im Schnee* (Os caçadores na neve), que transfere o espectador numa melancolia invernal profunda. No plano de fundo do quadro, a paisagem faz limite com a água como a presença de Claire, que vem inserida na imagem de Brügel. As duas cenas apresentam uma topologia parecida, de modo que a melancolia hibernal de *Os caçadores na neve* avança por sobre a presença de Claire. Os caçadores vestidos com roupas escuras adentram a intimidade profundamente inclinados. Os pássaros negros nas árvores deixam aparecer a paisagem de inverno de forma ainda mais lúgubre. A placa da porta da pousada *Zum Schild* (Aos cervos), com a imagem de um santo, pende torta, quase despencando. Esse mundo melancólico-hibernal dá a impressão de ser abandonado por Deus. Lars von Trier coloca em cena então fragmentos negros caindo lentamente do céu e consumindo o quadro como um incêndio. Segue a essa paisagem hibernal melancólica uma cena que nos dá a impressão de um quadro pintado, na qual Justine é retratada exatamente como a *Ofélia* de John Everett Millais. Tendo uma coroa de flores na mão, ela flutua na água como a bela Ofélia.

Após uma discussão com Claire, Justine entra novamente em desespero e deixa o olhar resvalar desolado para a imagem abstrata de Malewitsch. Depois, como que acometida de um ataque, retira os livros abertos da prateleira e os substitui de forma ostensiva por outras imagens, todas indicando paixões humanas abissais. Justo nesse momento toca novamente o prelúdio de *Tristão e Isolda*. Está em questão novamente, portanto, amor, cupidez e morte. Primeiro Justine abre o *Caçadores na neve*, de Brügel. Depois pega Millais com sua *Ofélia*, seguido por *Davi com a cabeça de Golias*, de Caravaggio, *Terra de cocanha*, de Brügel e, por fim, uma pintura de Carl Fredrik Hill, que representa um cervo sozinho bramindo.

A bela Ofélia flutuando sobre a água, com sua boca semiaberta e seu olhar perdido no espaço aberto, que se assemelha ao olhar de uma santa ou de uma amante, remete novamente para a proximidade de eros e morte. Em Shakespeare, Ofélia morre cantando igual as sereias, a amada de Hamlet, rodeada de uma chuva de flores. Sua morte é bela, uma morte por amor. Na *Ofélia* de Millais pode-se reconhecer uma flor que não é mencionada em Shakespeare, a saber, uma papoula vermelha, que aponta para eros, sonho e êxtase. Também o *Davi com a cabeça de Golias,* de Caravaggio, é uma imagem de cupidez e de morte. O *Terra da Cocanha*, de Brügel, ao contrário, mostra uma sociedade saturada de positividade, um inferno do igual. As pessoas estão deitadas por todo lado apáticas com seus corpos rechonchudos, esturricados de saciedade. Mesmo o cacto não tem qualquer espinho. É feito de pão. Tudo aqui é positivo, na medida em que é "comível e saboreável". Essa sociedade saturada assemelha-se à sociedade mórbida das núpcias de *Melancolia*. É interessante notar que Justine coloca o *Terra da Cocanha*, de Brügel, bem ao lado de uma ilustração de William Blake, que representa um escravo dependurado vivo. A violência invisível da positividade contrasta aqui com a violência brutal da negatividade, que explora e rouba. Justine deixa a biblioteca imediatamente depois de expor uma ilustração de um *cervo bramindo*, de Carl Fredrick Hill, sobre a prateleira. A ilustração expressa novamente a cupidez erótica ou o anelo por um amor que Justine sente interiormente. Também aqui sua depressão se apresenta como impossibilidade do amor. Seguramente Lars von Trier sabia que Carl Fredrik Hill sofreu a vida inteira sob forte depressão e psicose. Essa sequência de imagens dá uma visualização de todo o discurso do filme. O eros, a cupidez erótica vence a depressão. Ele conduz do inferno do igual para a *atopia*, para a utopia do completamente outro.

O céu apocalíptico de *Melancolia* se assemelha àquele céu vazio que representa para Blanchot a cena originária de sua infância. Revela-lhe a *atopia* do totalmente outro, na medida em que, de repente, interrompe o igual: "Eu era ainda uma criança, sete ou oito anos de idade, e me encontrava numa casa isolada, perto de uma janela fechada, olhando para fora – e num instante, não poderia ser mais repentino, era como se o céu se abrisse, abria-se infinitamente ao infinito, para, por meio desse momento avassalador da abertura, me convidar a reconhecer o infinito, mas o infinito infinitamente vazio. O resultado disso foi estranho. O vazio repentino e absoluto do céu, não visível, não escuro – vazio de Deus: isso era explícito e superava de muito a mera indicação ou referência ao divino – surpreendeu a criança com tamanho susto, e com tal alegria que foi tomado instantaneamente pelas lágrimas, e, preocupado com a verdade, acrescento – eram suas últimas lágrimas"[2]. A criança foi arrebatada pela infinitude do céu vazio. Foi arrancada de si e entronizada, desgarrada e esvaziada num *fora* atópico. Esse acontecimento desastroso, essa irrupção do *fora*, do *totalmente outro*, se deu como um *evento des-apropriador*, como uma suspensão e esvaziamento do próprio, a saber,

---

2. BLANCHOT, M. [...absolute Leere des Himmels...] in: COELEN, M. (ed.). *Die andere Urszene*. Berlim, 2008, p. 19.

como morte: "vazio do céu, morte prorrogada: desastre"[3]. Mas esse desastre encheu a criança com uma "morte avassaladora", sim, com a *felicidade da ausência*. É nisso que reside a *dialética do desastre*, que estrutura também o filme *Melancolia*. A desgraça desastrosa converte-se inesperadamente em graça ou salvação.

---

3. BLANCHOT, M. *Die Schrift des Desasters*. Munique, 2005, p. 176.

2
Não-poder-poder

A sociedade do desempenho está totalmente dominada pelo verbo modal *poder*, em contraposição à sociedade da disciplina, que profere proibições e conjuga o verbo *dever*. A partir de um determinado ponto da produtividade, o dever se choca rapidamente com seus limites. É substituído pelo verbo *poder* para a elevação da produtividade. O apelo à motivação, à iniciativa e ao projeto é muito mais efetivo para a exploração do que o chicote ou as ordens. Como empreendedor de si mesmo, o sujeito de desempenho é livre, na medida em que não está submisso a outras pessoas que lhe dão ordens e o exploram; mas realmente livre ele não é, pois ele explora a si mesmo e quiçá por decisão pessoal. O explorado é o mesmo explorador. A gente é vítima e algoz ao mesmo tempo. A autoexploração é muito mais eficiente do que a exploração alheia, pois caminha de mãos dadas com o sentimento de liberdade. É possível, assim, haver exploração, mesmo sem dominação.

É bem verdade que Foucault indica que o *Homo oeconomicus* neoliberal não habita a sociedade da disciplina, que enquanto empreendedor de si mesmo já não é mais um sujeito de obediência[4]. O que lhe permanece oculto, no entanto, é o fato de tal empreendedor de si mesmo não ser livre na realidade. Ele apenas aventa a si mesmo ser livre, enquanto explora a si próprio. Foucault refere-se ao neoliberalismo afirmativamente. De forma acrítica, ele admite que o regime neoliberal, enquanto "sistema do estado mínimo"[5], possibilita a liberdade do cidadão

---

4. FOUCAULT, M. *Die Geburt der Biopolitik* – Geschichte der Gouvernementalität II. Frankfurt a. M., 2006, p. 314.

5. Ibid., p. 63.

enquanto "empreendedor da liberdade"[6]. Desconhece totalmente a estrutura de violência e de coerção do ditame neoliberal da liberdade. E assim ele a interpreta como liberdade para a liberdade: "Disponibilizo-te a possibilidade para a liberdade. Vou estruturá-la de tal modo que és livre para ser livre"[7]. O ditame neoliberal da liberdade se expressa na realidade como imperativo paradoxal *seja livre*. Ele derriba o sujeito do desempenho para dentro da depressão e do esgotamento. É bem verdade que a *Ética do si-mesmo* de Foucault se opõe ao poder político repressivo, contra a exploração alheia, mas torna-se cego para ver aquela violência da liberdade que está na base da autoexploração.

O *tu podes* gera coerções massivas nas quais, via de regra, o sujeito de desempenho se fragmenta. A coerção autogerada lhe parece ser liberdade, de tal modo que ela não

---

6. Ibid., p. 97.

7. Ibid.

é reconhecida como tal. O *tu podes* exerce inclusive mais coerção do que o *tu deves*. A autocoerção é muito mais fatal do que a coerção alheia, pois não é possível haver nenhuma resistência contra ela. Por trás da aparente liberdade do indivíduo singular, o regime neoliberal escode uma estrutura coercitiva; a partir daí o indivíduo passa a não mais compreender a si mesmo como sujeito submisso (*subject to*) mas como projeto lançado. É nisso que está sua astúcia. Quem fracassa, além do mais, acaba sendo culpado por seu fracasso. Não há ninguém que possa ser responsabilizado por seu fracasso. Tampouco existe qualquer possibilidade de desculpas ou de expiação. Com isso não surgem apenas as crises de culpa mas também as crises de gratificação.

Tanto a desculpa quanto a gratificação pressupõem a instância do outro. A falta de ligação com o outro é a condição transcendental de possibilidade para a crise de gratificação e a crise de culpa. Essas crises deixam claro que, em contraposição à suposição muito difundida (p. ex., por Walter Benjamin), o capitalismo não é uma religião, pois cada religião opera com culpa *e* desculpa. O capitalismo *só é inculpador*. Não dispõe qualquer possibilidade de expiação, que pudesse livrar os culpados de sua culpa. A impossibilidade de desculpa e expiação é responsável também pela depressão do sujeito de desempenho. Junto com a Síndrome de *Burnout*, a depressão representa um fracasso *sem salvação* e *insanável* no poder, isto é, uma *insolvência psíquica*. Insolvência significa, literalmente, a impossibilidade de liquidar a dívida e a culpa (*solvere*).

O eros é precisamente uma relação com o outro, que se radica para além do desempenho e do poder. Seu verbo modal negativo é *não-poder-poder*. A negatividade da alteridade, a saber, a atopia do outro, que se subtrai de todo e qualquer poder, é constitutiva para a experiência erótica: "é a alteridade que sustenta o outro como determinação essencial. E essa é a razão por que procuramos essa alteridade na relação absolutamente originária do eros, numa relação que fica impossível ser traduzida em poder"[8]. A absolutização do poder aniquila justamente o outro. A relação bem-sucedida com o outro se expressa como uma espécie de *fracasso*. É só através do *não-poder-poder* que surge o outro: "Pode-se caracterizar essa relação do eros com o outro como um frustrar? Mais uma vez: quando nos apropriamos da terminologia das descrições usuais, quando se quer caracterizar o erótico pelo 'apreender', pelo 'possuir' ou pelo 'reconhecer'. No eros não há nada disso ou há o fracasso de tudo isso. Se fosse possível possuir, apreender e reconhecer o outro, o outro não seria o outro. Possuir, reconhecer e apreender são sinônimos de poder"[9].

Hoje, o amor se positiva em sexualidade, a qual está também submissa à ditadura do desempenho. Sexo é desempenho. *Sexyness* é capital que precisa ser multiplicado. O corpo, com seu valor expositivo equipara-se a uma

---

8. LÉVINAS, E. *Die Zeit und der Andere*. Hamburgo, 1984, p. 58.

9. Ibid., p. 61.

mercadoria. O outro é sexualizado como objeto de excitação. Não se pode amar o outro, a quem se privou de sua alteridade; só se poderá consumi-lo. Nesse sentido, enquanto for fragmentada num objeto parcial sexual, não será ainda uma *pessoa*. Não existe personalidade sexual.

Quando tomamos o outro como objeto sexual, erodimos aquela "distância originária" que, para Buber, funciona como o *princípio do ser-humano* que forma a condição de possibilidade da *alteridade*[10]. O "distanciamento originário" impede que o outro seja coisificado como um objeto, como um "isso". O outro, enquanto objeto sexual, não é mais um "tu". Não é possível haver relação com ele. A "distância originária" produz aquele *decoro* transcendental que liberta, sim, *distancia* o outro em sua alteridade. Ela torna possível *dirigir a palavra a alguém* em sentido enfático. Pode-se até abordar um objeto sexual, mas não lhe dirigir

---

10. Cf. BUBER, M. *Urdistanz und Beziehung*. Heidelberg, 1978.

a palavra. Ela também não tem um "rosto" que perfaça a alteridade; esta, por sua vez, preserva uma distância adequada do outro. Hoje está se perdendo cada vez mais o decoro, a respeitabilidade, a *distância*, isto é, a capacidade de experimentar o outro em sua alteridade.

Através dos meios digitais, hoje, tentamos aproximar o outro o máximo possível, buscamos eliminar a distância em relação a ele, produzindo proximidade. Mas, com isso, já não temos mais o outro; antes, fazemo-lo desaparecer. A proximidade é uma negatividade no sentido de que nela está inscrita uma distância. Atualmente, ao contrário, deparamo-nos com a total eliminação da distância. Isso não gera proximidade, mas ao contrário afasta-a. Em lugar de proximidade surge a falta de distanciamento. A proximidade é uma negatividade. Por isso, ela possui uma *tensão*. A falta de distanciamento, ao contrário, é uma positividade. A força da negatividade consiste no fato de que as coisas são vivificadas justamente por seu contrário. Falta essa força vivificadora a uma mera positividade.

Hoje em dia, o amor é positivado numa fórmula de fruição. Ele precisa gerar sentimentos agradáveis. Ele não é uma ação, uma narração, nem sequer é mais um drama; antes, não passa de emoção ou excitação inconsequente. Está livre da negatividade da vulneração, do assalto ou da derrocada. [No amor], decair já seria muito negativo. Mas é precisamente essa negatividade que perfaz o amor: "O amor não é uma possibilidade, não é devido a nossa iniciativa; ele é sem razão, ele se precipita sobre nós e nos fere"[11]. A sociedade do desempenho, dominada pelo poder, onde tudo é *possível*, onde tudo é iniciativa e projeto, não tem acesso ao amor enquanto vulneração e paixão.

O princípio de desempenho, que hoje domina todos os âmbitos da vida, abarca também o amor e a sexualidade. Assim, também o protagonista do romance Bestseller *Shades of Grey* se admira de que seu parceiro se represente a relação como "uma oferta de emprego

---

11. LÉVINAS, E. *Die Zeit und der Andere*, p. 56.

com jornada de trabalho definida, com uma determinação de funções claramente definida, e métodos de asseguramento e de qualidade de desempenho fartos e drásticos"[12]. O princípio do desempenho não se coaduna com a negatividade do excesso e o exagero. Assim, dentre as "convenções" a que se submete o sujeito da submissão, *sub*-estão: praticar muito esporte, alimentos sadios, dormir suficientemente. É proibido inclusive comer entre as refeições alguma outra coisa que não sejam frutas. O *sub* precisa inclusive deixar de lado o consumo exagerado de álcool e não pode fumar nem consumir drogas. A própria sexualidade precisa submeter-se a um mandamento da saúde. Fica proibida qualquer forma de negatividade. Fazem parte igualmente da lista das proibições o uso de excrementos. Elimina-se também a negatividade da sujeira simbólica ou real. Assim, o protagonista se compromete a "ser por todos os tempos limpinho, depilado e lisinho"[13]. As

---

12. JAMES, E.L. *Shades of Grey*. Munique, 2012, p. 191.

13. Ibid., p. 412.

práticas sadomasoquistas descritas no romance nada mais são que variantes na sexualidade. Elas estão totalmente privadas de qualquer negatividade de transgressão ou exagero, que ainda caracteriza *Erotik der Transgression*, de Bataille. Assim, não podem ultrapassar os "limites estritos" estabelecidos de antemão. Além do mais, as assim chamadas *safewords* devem assegurar que não tomem nenhuma forma excessiva. É justo o uso exagerado do adjetivo "delicado" que aponta para a ditadura da positividade, que transforma tudo numa fórmula de fruição e de consumo. Assim, no *Shades of Grey* fala-se inclusive numa "tortura delicada". Nesse mundo da positividade só são admitidas coisas que são consumidas. A própria dor precisa ser consumível. A negatividade, que em Hegel se manifestava como *dor*, não existe mais.

A atualidade disponível é a temporalidade do *igual*. O futuro, ao contrário, se abre ao evento que é absolutamente surpreendente. A relação com o futuro é a relação com o *outro* atópico, que não pode ser enquadrada na linguagem do igual. Hoje, o futuro elimina a negatividade do outro e positiva-se em *atualidade otimizada*, que exclui todo e qualquer desastre. A transformação de todo passado em museu aniquila o passado. Enquanto *atualidade repetível*, ele se desvencilha da negatividade do irrecuperável. A memória não é um mero órgão de mera recomposição, com o qual presentifica-se o que já passou. Na memória, o passado se modifica constantemente. É um processo progressivo, vivo, narrativo[14]. Nisso distingue-se do armazenamento de dados. Nesse mecanismo técnico, o passado é privado de toda e qualquer vivacidade. É desprovido de *tempo*. Assim, hoje vemos a vigência de

---

14. Assim escreve Freud a Wilhelm Fliess: "Você sabe que eu trabalho com a hipótese de que nosso mecanismo psíquico teria surgido através de uma sobreposição de camadas, na medida em que, de tempos em tempos, o material dos traços da memória existente experimenta uma reordenação seguindo novas relações, uma reescrita. O que há de essencialmente novo em minha teoria é a afirmação de que a estrutura da memória não seja simples, mas multívoca, foi sedimentando-se em diversas espécies de signos (FREUD, S. *Briefe an Wilhelm Fließ* – 1887 -1904. Frankfurt a. M., 1986, p. 173 [ed. por MASSON, J.M.]).

uma atualidade total. Ela afasta precisamente o instante. O tempo desprovido de instante é meramente aditivo; não é mais situativo. Como temporalidade do clique, é desprovido de decisão e de decisibilidade. O instante cede lugar ao clique.

A cupidez erótica está ligada a uma ausência específica do outro, não ausência do nada, mas "ausência num horizonte de futuro". O futuro é o *tempo do outro*. A totalização do presente, enquanto *tempo do igual*, elimina aquela ausência que retira o outro da disponibilidade. Lévinas interpreta tanto as carícias quanto a volúpia como figura da cupidez erótica. A negatividade da ausência é essencial para ambas. As carícias são "um jogo para algo que se retrai"[15]. Elas estão à procura de algo que desaparece sem cessar na direção do futuro. Sua cupidez é nutrida pelo que ainda não há. A ausência do outro em meio da comunidade do sentir perfaz também a agudez e intensidade da volúpia. O amor, que hoje já nada mais

---

15. LÉVINAS, E. *Die Zeit und der Andere*, p. 60.

significa senão necessidade, satisfação e gozo, não se coaduna bem com o retraimento e a retirada do outro. A sociedade enquanto *máquina de busca e de consumo* elimina aquela cupidez que vale para o ausente, que não pode ser encontrada e consumida. Mas o eros desperta diante do "semblante" "que ao mesmo tempo doa e retrai o outro"[16]. O "semblante" é algo diametralmente oposto àquela *face* misteriosa que se expõe como mercadoria numa nudez pornográfica, disponibilizando-se à completa visibilidade e consumo.

É bem verdade que a ética do eros de Lévinas não percebe aquele abismo do erotismo que se expressa como excesso e desvario, mas chama a tenção com veemência para a negatividade do outro, para a alteridade indisponível, atópica, que está em vias de desaparecer na sociedade atual, cada vez mais narcisista. A ética do eros de Lévinas, ademais, não se deixa reformular em resistência contra a coisificação econômica do outro. A alteridade não é

---

16. Ibid., p. 50.

uma diferença consumível. O capitalismo vai eliminando por toda parte a alteridade a fim de submeter tudo ao consumo. Além do mais, o eros é uma relação *assimétrica* com o outro. Assim, ele interrompe a relação de troca. Sobre a alteridade não é possível estabelecer um registro de controladoria. Ele não entra no balanço do débitos e créditos.

3
O mero viver

O javali que matou o belo jovem Adonis com suas presas incorpora um erotismo que se manifesta como devaneio e excesso. Depois da morte de Adonis, o javali teria dito que de modo nenhum ele teria ferido Adonis com seus "dentes eróticos" (*erotikous odontas*), ao contrário, ele só queria acariciá-lo. Em seu livro sobre *O banquete* de Platão, Marsílio Ficino descreve o olho erotizado (*erotikon omma*)[17] do amante, que, como aqueles dentes erotizados, é dominado por uma paixão mortal: "pois teus olhos interpenetram os meus e provocam um incêndio ardente em minha medula. Por isso, tenha compaixão de quem

17. *Fédro*, 253e.

perece por causa de ti"[18]. O sangue serve aqui como médium de comunicação erótica. Entre o olhar erotizado do amante e do amado acontece uma espécie de transfusão de sangue: "Representai-vos Fedro de Myrrino e o orador Lysias de Tebas, que está enamorado daquele! Lysias fica de olhar fixo de boca aberta frente ao olhar de Fedro. Esse volta fixamente o brilho de seu olhar para o olhar de Lysias e enviando com isso a Lysias o espírito vital. Nesse encontro mútuo do olhar une-se facilmente o brilho do olhar de Fedro com o de Lysias, unindo-se igualmente o espírito vital de um com o espírito vital do outro. A névoa do espírito vital, gerado no coração de Fedro, dirige-se pressurosa para o coração de Lysias, adensa-se com a substância sólida de seu coração e transforma-se novamente em sangue, ao modo como era originalmente, a saber, sangue de Fedro. Um acontecimento notável! O sangue de Fedro encontra-se no

---

18. FICINO, M. *Über die Liebe oder Platons Gastmahl*. Hamburgo, 2004, p. 327.

coração de Lysias!"[19] A comunicação erótica da Antiguidade está longe de ser algo ameno. Segundo Ficino, o amor é a "pior das epidemias". Ele é uma "transformação". Ele "desapropria as pessoas de sua própria natureza e as transfere para uma natureza estranha"[20]. Essa transformação e vulneração perfaz sua negatividade. Hoje, ela se perdeu totalmente através da crescente positivação e domesticação. Hoje permanecemos iguais e no outro só se busca ainda a confirmação de si mesmo.

Em seu estudo *Konsum der Romantik* [Consumo do romantismo], Eva Illouz constata que na atualidade o amor se "feminilizou". Os adjetivos do tipo "gentil", "íntimo", "calmo", "confortável", "doce" ou "suave", com os quais se costumam descrever cenas de amor romântico, são plenamente "femininos". Vê-se o predomínio de uma imagem de romantismo onde se transfere varões, como mulheres,

---

19. Ibid., p. 329.

20. Ibid., p. 331.

para a esfera de sentimento feminino[21]. Mas, contrariando seu diagnóstico, hoje o amor não é simplesmente "feminilizado". Ao contrário, no curso de uma positivação de todos os âmbitos da vida, ele é *domesticado* numa fórmula de consumo desprovida de risco e ousadia, sem excesso e delírio. Evita-se toda e qualquer negatividade, todo sentimento negativo. Sofrimento e paixão dão lugar a sentimentos agradáveis e excitações sem maiores consequências. Na era da "rapidinha", do sexo oportunista e do sexo relaxante, também a sexualidade perde toda e qualquer negatividade. A total ausência de negatividade transforma o amor, hoje, num objeto de consumo e o reduz ao cálculo hedonista. A cupidez do outro dá lugar ao conforto do igual. O que se busca é o confortável, em última instância, a espessa imanência do igual. Ao amor hodierno falta toda e qualquer transcendência e transgressão.

---

21. ILLOUZ, E. *Der Konsum der Romantik* – Liebe und die kulturellen Widersprüche des Kapitalismus. Frankfurt a. M., 2003, p. 99.

A descrição que faz Hegel da dialética Senhor-escravo denota uma luta de vida e morte. Aquele que se apresenta depois como senhor não teme a morte. Sua cupidez por liberdade, reconhecimento e soberania eleva-o acima das preocupações voltadas para o *mero viver*. É o medo da morte que leva o futuro escravo a submeter-se ao outro. Ele prefere a escravidão à ameaça da morte. Ele se apega ao *mero viver*. O que determina o estopim da luta não é a superioridade física de um partido; o decisivo é, ao contrário, a "capacidade da morte"[22]. Quem não tem a liberdade frente à morte não ousa viver. Em vez de "caminhar consigo mesmo até a morte", ele permanece "parado em si mesmo dentro da morte"[23]. Ele não ousa caminhar rumo à morte, e assim torna-se *escravo* e *trabalha*.

---

22. Cf. HEGEL, G.W.F. *Schriften zur Politik und Rechtsphilosophie* – Sämtliche Werke. Vol. VII. Hamburgo, 1913, p. 370 [LASSON, G. (ed.)].

23. HEGEL, *Jenenser Realphilosophie I*. Leipzig, 1932, p. 229 [ed. de J. HOFFMEISTER].

Trabalho e mero viver tem uma codependência intrínseca. São reações à negatividade da morte. A defesa do mero viver, hoje, se intensifica e vai se transformando numa absolutização e fetichização da saúde. O escravo moderno a prefere frente à soberania e à liberdade. Ele se assemelha àquele último homem de Nietzsche, para o qual a saúde representa como tal um valor absoluto. Ela é elevada ao patamar de "grande deusa": "Venera-se a saúde. 'Descobrimos a felicidade' – dizem os últimos homens e piscam os olhos"[24]. Onde se santifica o mero viver, a teologia dá lugar à terapia. Ou então a terapia torna-se teológica. A morte já não tem mais lugar no catálogo de desempenho do mero viver. Enquanto permanecemos escravos, apegando-nos ao mero viver, continuamos submetidos ao senhor: "Mais odiada como um combatente, como um vencedor é vossa morte sorridente, que vem sorrateira rastejando como um ladrão – e, no entanto, vem como senhor".

---

24. NIETZSCHE, F. *Also sprach Zarathustra* – Kritische Gesamtausgabe, parte V. vol. I, p. 14.

O eros, enquanto excesso e transgressão, nega tanto o trabalho quanto o mero viver. Por isso, o escravo, que se apega ao mero viver e trabalho, não é capaz de experiência erótica, de cupidez erótica. O sujeito de desempenho de hoje equipara-se ao escravo hegeliano até o ponto em que ele já não trabalha para o senhor, mas se explora a si mesmo voluntariamente. Enquanto empreendedor de si mesmo é, ao mesmo tempo, senhor e escravo. Trata-se de uma unidade danosa, que Hegel não pensou em sua dialética de senhor e escravo. O sujeito da autoexploração não é livre do mesmo modo que o sujeito da exploração alheia não é livre. Se concebermos a dialética de senhor e escravo como história da liberdade, já não se poderá falar de "fim da história", uma vez que estaríamos muito distantes de ser realmente *livres*. Encontrar-nos-íamos hoje no estágio histórico em que senhor e escravo formam uma unidade. Seríamos senhores-escravos ou escravos-senhores; e de modo algum seríamos homens livres que só iriam se tornar realidade no fim da história. Assim, a história, enquanto história da liberdade, ainda não teria chegado ao fim. Só teria chegado ao fim se de fato fôssemos livres, se não fôssemos nem senhor nem escravo, nem escravo-senhor nem senhor-escravo.

O capitalismo absolutiza o mero viver. O *bem* viver não é seu *telos*. Sua gana por acumulação e crescimento se volta contra a morte, que se lhe afigura como perda absoluta. Para Aristóteles, a pura aquisição de capital é perniciosa porque não é uma busca pelo *bem* viver, mas apenas uma busca do *mero* viver: "Por isso, muitas pessoas imaginam que esta seria a tarefa da economia ou administração da casa, e defendem reiteradamente a ideia de que se deve acumular bens monetários ou multiplicá-los infinitamente. A razão para pensarem assim é o esforço laborioso por viver, mas não para bem viver"[25]. O processo do capital e da produção acelera-se ao infinito pelo fato de eliminar a teleologia do bem viver. O movimento ganha uma velocidade extrema na medida em que se desfaz de seu direcionamento. Com isso, o capitalismo se torna *obsceno*.

---

25. ARISTÓTELES. *Política*, 1257b.

Como nenhum outro pensador, Hegel tem sensibilidade para com o outro. Essa sensibilidade não pode ser desqualificada como idiossincrasia. Deveríamos ler Hegel de maneira diferente do que aprendemos a ler Derrida, Deleuze ou também Bataille. Segundo o modo de leitura desses, o "absoluto" nos aponta na direção da violência e da totalidade. Mas para Hegel, o absoluto significa acima de tudo o amor: "No amor, por parte do *conteúdo*, encontramos os momentos que apresentamos como conceito fundamental do espírito absoluto: o retorno reconciliado do outro em direção a si mesmo"[26]. Absoluto significa não restrito. É precisamente o espírito restrito que quer imediatamente a si mesmo e se aparta do outro. Absoluto, ao contrário, é o espírito que reconhece e aceita a negatividade do outro. Segundo Hegel, a "Vida do espírito não é o mero viver, que recalcitra diante da morte e se proteja imune frente à devastação"; é, antes, a vida

---

26. HEGEL. *Vorlesungen über die Ästhetik II* – Werke in zwanzig Bänden. Vol. 14. Frankfurt a. M, 1970, p. 155. [Ed. de E. MOLDENHAUER e K.M. MICHEL].

"que o sustenta e se mantém nele". O espírito deve sua vivacidade precisamente à capacidade de morrer. O absoluto não é o "positivo, que se afasta do negativo". Ao contrário, o espírito "olha o negativo diretamente nos olhos" e "permanece" junto dele[27]. É absoluto porque ousa avançar para o extremo, para a negatividade extremada, incorporando-a em si, ou falando com mais precisão, *a inclui em si*. Onde vige o puramente positivo, o excesso de positividade, ali não há espírito.

Segundo Hegel, a "definição de absoluto é que ele é a conclusão (*Schluss*)"[28]. A conclusão aqui não é uma categoria lógico-formal. Hegel diria que é a própria vida que é uma conclusão. A conclusão seria uma violência, uma exclusão (*Ausschluss*) violenta do outro, se ele não fosse uma conclusão absoluta mas restrita, sim, se ele fosse uma conclusão míope (*Kurzschluss* – curto-circuito). A conclusão

---

27. HEGEL. *Phänoinenologie des Geistes* – Werke. Vol. 3, p. 36.

28. HEGEL. *Enzyklopädie cler philosophischen Wissensenschaften im Grundrisse* – Parte I: Die Wissenschaft der Logik – Werke. Vol. 8, p. 331.

absoluta é uma conclusão longa, lenta, precedida por um demorar-se junto ao outro. A própria dialética é um movimento de concluir, do abrir e do voltar a concluir fechando. O espírito poderia morrer de hemorragia ao ser ferido pela negatividade do outro se não fosse capaz de conclusão. Não é toda conclusão que significa violência. Pode-se *concluir* e fechar paz. *Conclui-se* amizade. A amizade é uma conclusão. O amor é uma conclusão absoluta. É absoluto porque pressupõe a morte, a entrega de si-mesmo. A "verdadeira essência do amor" consiste precisamente nisso, "renunciar à consciência de si mesmo, esquecer-se num outro si--mesmo"[29]. A consciência do escravo hegeliano é restrita, não é capaz da conclusão absoluta, porque não consegue renunciar à consciência de si mesmo, isto é, não consegue *morrer*. O amor, enquanto conclusão absoluta, atravessa a morte. É bem verdade que morremos no outro, mas dessa morte surge um retorno a si mesmo. Mas o retorno reconciliador a partir do outro

---

29. HEGEL. *Vorlesungen über die Ästhetik*, p. 144.

pode ser qualquer coisa menos uma apropria-
ção violenta do outro que equivocamente se
estatuiu como a figura central do pensamento
de Hegel. É antes *o dom do outro*, que precede
a entrega, a tarefa de mim mesmo.

O sujeito narcisista-depressivo não é capaz de tirar conclusão. Mas sem conclusão,
tudo se esvai e se desfaz. E assim não adquire
uma imagem própria estável, que é igualmente
uma forma conclusiva. Não é por acaso que a
indecisibilidade, inconclusividade, a incapaci-
dade para a decisão pertence essencialmente
aos sintomas da depressão. A depressão é ca-
racterística de uma época na qual, pelo *excesso
do abrir e escancarar*, se perdeu a capacidade
de concluir e dar um fecho. Desaprendemos
de morrer porque já não conseguimos *dar um
fecho* na vida. Também o sujeito de desempenho é incapaz de conclusão, de acabamento.
Rompe-se sob a coerção de ter de produzir
sempre mais desempenho.

Também para Marsílio Ficino, amor significa *morrer no outro*: "Na medida em que te
amo, e em que tu me amas, eu me reencontro
em ti, que pensas em mim, e me reconquisto

depois de ter-me entregue a ti, que me sustentas"[30]. Quando Ficino escreve que o amante se esquece no si-mesmo de outro, mas nesse desvanecer-se e esquecer-se volta a "reconquistar-se" ou até se "possui", nessa posse está o *dom* do outro. A primazia do outro distingue o poder de Eros da violência de Ares. Na relação de poder enquanto relação de domínio eu me afirmo e me estabeleço frente ao outro, na medida em que o submeto a mim. Mas o poder de eros, ao contrário, implica uma im--potência na qual, em vez de me afirmar, me perco no outro ou me perco para o outro, ele que depois volta a me colocar de pé: "O senhor tem a outros em seu poder e de sua violência através de si; o amante, através do outro, reconquista a si mesmo. Cada um dos dois amantes sai de si e perpassa para o outro; morto em si mesmo, volta a ressurgir no outro"[31]. Bataille começa seu *Erotismo* com a seguinte frase: "O erotismo pode ser determinado

---

30. FICINO, M. *Über die Liebe oder Platons Gastmahl*, p. 69.

31. Ibid.

como dizer sim à vida até a morte"[32]. O que se confirma aqui não é o mero viver, que foge da negatividade da morte. Ao contrário, o impulso de vida se aproxima do impulso de morte, elevado e confirmado até o extremo. O eros é o médium da elevação da vida até a morte: "isso porque, muito embora inicialmente a atividade erótica seja uma inundação de vida, o objeto dessa busca psíquica – que como foi dito não depende da preocupação pela propagação da vida – não é estranho à morte". Para dar uma "aparência de fundamentação a esse paradoxo", que "é muito grande", Bataille cita Sade: "Não há nenhum recurso melhor de se familiarizar com a morte do que ligá-la à ideia de uma devassidão".

A negatividade da morte é essencial para a experiência erótica: não há amor se ele não for em nós *como a morte*"[33]. A morte vale sobretudo para o *eu*. Os impulsos vitais eróticos sobreinundam e transgridem sua identidade imaginário-narcisista. Em virtude de

---

32. BATAILLE, G. *Die Erotik*. Munique, 1994, p. 13.

33. Ibid., p. 234.

sua negatividade, eles se apresentam como impulsos de morte. Não existe apenas aquela morte que significa o fim do *mero viver*. Tanto a renúncia da identidade imaginativa do eu quanto a suspensão da ordem simbólica, à qual o eu deve sua existência "social-societária", representa a *morte* que seria mais grave do que o fim do mero viver: "Na passagem do estado normal de ser para a cupidez, está em atuação o fascínio fundamental da morte. No erotismo está sempre em questão a dissolução de formas constituídas. Repito: daquelas formas de vida social, regular que constituem a ordem descontínua das individualidades peculiares que somos nós". A vida cotidiana consiste de descontinuidades. A experiência erótica abre o acesso à "continuidade do ser" que só poderia ser edificado definitivamente pela morte dos "seres descontínuos"[34].

Numa sociedade na qual cada um é o empresário de si mesmo vigora uma economia do sobreviver. É diametralmente oposta à ane-

---

34. Ibid., p. 21.

conomia (*Anekonomie*) do eros e da morte. O neoliberalismo, com seus impulsos do eu e de desempenho desenfreados, é uma ordem social da qual o eros desapareceu totalmente. A sociedade da positividade, donde se ausentou a negatividade da morte, é uma sociedade do *mero viver*, dominada pela única preocupação de "assegurar a sobrevivência na descontinuidade". É a vida de um escravo. Essa preocupação pelo mero viver, pelo sobreviver, retira da vida aquela vivacidade que se constitui num fenômeno complexo. O meramente positivo é sem vida. A negatividade é essencial para a vivacidade: "algo é vivo apenas enquanto contém em si a contradição, e pode ser que essa força consista precisamente em apreender e sustentar em si essa contradição"[35]. Assim, a vivacidade se distingue da vitalidade ou do fitness do mero viver, ao que falta toda e qualquer negatividade. O que simplesmente *sobrevive* se parece com um *morto-vivo*, que é por demais morto para *viver* e que é por demais vivo para poder *morrer*.

---

35. HEGEL. *Wissenschaft der Logik* II – Werke. Vol. 6, p. 76.

O navio *Holandês voador*, cuja tripulação, como conta a lenda, consiste de zumbis pode ser tomada como analogia para a sociedade do cansaço de hoje. O *Holandês voador*, que navega "sem rumo, sem descanso, sem paz" "como uma seta" se equipara ao sujeito de desempenho esgotado e depressivo de hoje, cuja liberdade serve como danação de ter de explorar eternamente a si mesmo. A produção capitalista também não tem meta definida. Já não está em função do *bem* viver. O próprio *Holandês* se tornou um morto-vivo, que não consegue viver nem morrer. Está condenado a viajar eternamente no inferno do igual, anelando por um apocalipse que possa redimi-lo do inferno do igual (*Dia do juízo, juízo final / quando irá irromper em minha noite? / Quando é que ele irá bramir seu golpe aniquilador; / com o qual o mundo irá á ruína? / Quando todos os mortos ressuscitam, / e então eu dissolvo-me no nada! / E vós mundos findareis vosso curso!*). A sociedade da produção e do desempenho cegos (*zune e canta, cara roda do fuso, / vai rodando com coragem! / tece, tece mil fios, / zune e canta, boa roda!*), à qual se vê entregue também Senta, não tem eros nem felicidade. O eros segue uma lógica totalmente diferente. A morte livre e a morte por amor de Senta é algo diametralmente oposto à economia capitalista da produção e do desempenho. Sua declaração de amor é uma promessa, uma forma de conclusão, uma forma conclusiva absoluta, sim, sublime, que transcende a mera adição e acumulação da economia capitalista. Produz uma duração, uma clareira no tempo. A fidelidade é ela própria também uma forma conclusiva, que introduz uma eternidade no tempo. É inclusão da eternidade no tempo: "mas o fato de a eternidade poder existir no tempo da vida é o que testemunha o amor, cuja essência é a fidelidade, no sentido que atribuo a essa palavra. No fundo, a felicidade! Sim, a felicidade do amor é a prova de que o tempo pode acolher a eternidade"[36].

---

36. BADIOU, A. *Lob der Liebe* – Ein Gespräch mit Nicolas Troung. Viena, 2011, p. 45.

4
Pornografia

A pornografia serve ao *mero viver exposto*. É o exato contraposto de eros. Ela aniquila a sexualidade. Nesse sentido, é muito mais efetiva que a moral: "A sexualidade não se desvanece na sublimação, na repressão e na moral, mas muito provavelmente naquilo que é mais sexual que o sexual: na pornografia"[37]. A pornografia tira sua força de atração da "antecipação do sexo morto na sexualidade viva". O obsceno na pornografia não reside no excesso de sexo, mas no fato de não ter sexo. A sexualidade não se vê ameaçada por aquela "razão pura" que evita o sexo, antiprazerosamente,

---

37. BEAUDRILLARD, J. *Die fatalen Strategien*. Munique, 1991, p. 12.

como algo "sujo"[38], mas pela pornografia; a pornografia não é o sexo em espaço virtual. Mesmo o sexo real se transforma hoje em pornografia.

A pornografização do mundo se realiza como sua profanação. Ela profana o erotismo. O *Lob der Profanierung* (Louvor da profanação) de Agamben não conhece esse processo social. A "profanação" significa o restabelecimento do uso das coisas que foram reservadas aos deuses pela consagração (*sacrare*) e assim foram retiradas do uso comum. Ela exerce uma frouxidão frente às coisas que foram escolhidas e separadas[39]. Nisso, Agamben parte da tese da secularização, segundo a qual toda e qualquer forma de separação eletiva guarda em si um núcleo genuinamente religioso. Assim, o museu representa uma forma secularizada do templo, pois também dentro do museu as coisas são retiradas do uso livre pela

---

38. Essa é uma tese defendida em PFALLER, R. *Das schmutzige Heilige und die reine Vernunft*. Frankfurt a. M., 2008.

39. AGAMBEN, G. *Profanierungen*. Frankfurt a. M., 2005, p. 71.

separação eletiva. O turismo é para Agamben uma forma secularizada da peregrinação. Hoje, segundo a hipótese de Agamben, os turistas que viajam sem descanso pelo mundo, que entrementes se transformou em museu, correspondem aos peregrinos que vagueiam de romaria em romaria pelo país.

Agamben contrapõe a profanação à secularização. As coisas que foram separadas pela eleição devem ser novamente colocadas ao acesso do livre uso. Os exemplos de Agamben para profanação, porém, são mesquinhos e estranhos: "o que poderia significar profanar a defecação? Seguramente não significa recuperar a naturalidade exigida, tampouco fruir dela simplesmente na forma de uma transgressão perversa (o que já seria melhor do que nada). Trata-se antes de tratar a defecação arqueologicamente como um campo de tensões polares entre natureza e cultura, entre privado e público, próprio e comum. Isso é, aprender um novo uso dos excrementos, como tentam fazer as crianças a seu modo antes de serem apanhados pela repressão e pela separação eletiva". No *De Sade*, o libertino que consome os excrementos de uma dama pratica o erotismo como transgressão no sentido de Bataille. Mas como profanar a defecação para além da transgressão e da renaturalização? A "profanação" deve suspender a repressão, à qual expõe o dispositivo teológico ou moral das coisas. O exemplo de Agamben para a profanação na natureza é o gato, que brinca com o novelo de lã: "O gato, que brinca com o novelo de lã como se fosse um rato – como faz a criança com os símbolos religiosos ou com coisas que pertencem à esfera da economia – usa os modos de comportamento do predador [...] na plena consciência de seu vazio. Esses não são extintos, mas graças ao emprego do novelo em lugar do rato [...], são aguçados e assim abertos para um novo e possível uso". Em cada objetivo, Agamben supõe haver uma coerção da qual a profanação deve liberar as coisas para um "recurso puro, sem meta".

A tese da secularização cega Agamben para aquilo que é específico de um fenômeno, que já não permite ser reduzido à práxis religiosa e até se contrapõe a ela. Pode ser que no museu as coisas sejam "separadas por escolha" como no templo. A musealização e exposição das coisas aniquila precisamente seu valor cultural em favor do valor expositivo. Assim, o museu enquanto lugar da exposição é uma contrafigura do templo enquanto lugar do culto. Também o turismo se contrapõe aos romeiros. Ele gera "não-lugares", enquanto que o peregrinar está ligado a *lugares*. O "divino" pertence essencialmente ao lugar, que para Heidegger possibilita o morar humano. Ele é constituído por história, memória e identidade. Mas esses elementos estão ausentes dos "não-lugares" turísticos, onde a gente simplesmente *passa e vai adiante*, e não *se demora*.

Agamben busca pensar também a nudez para além do dispositivo teleológico, a saber, "além do prestígio da graça e dos atrativos da natureza corrompida". Nisso, ele concebe a exposição como uma oportunidade excepcional para profanar a nudez: "é a mais soturna indiferença o que devem aprender antes de tudo os modelos e os astros da pornografia: Nada mais demonstrar a não ser o demonstrar (isto é, sua absoluta integração aos meios de comunicação). Assim, o rosto sobrecarrega-se do valor expositivo ao ponto de estourar. Mas é justo através dessa aniquilação da expressão que o erotismo avança para onde não poderia propriamente acontecer, a saber: o rosto humano [...]. Exposto como puro meio, além de qualquer expressividade concreta, torna-se algo disponível para um novo uso, para uma nova forma de comunicação erótica"[40]. A nudez exibida ao olhar, sem mistério e sem expressão, aproxima-se da nudez pornográfica. Também o rosto pornográfico nada expressa. Ele não tem expressividade nem mistério: "quanto mais se avança de uma forma à outra – da sedução ao amor, da cupidez à sexualidade e, por fim, para a mera e simples pornografia, tanto mais fortemente nos movemos na direção da diminuição do mistério e do enigma"[41]. O erótico não está desprovido de mistério. O rosto carregado de valor expositivo até o ponto de estourar não promete nenhum uso "novo, coletivo da sexualidade". Contrariamente à expectativa de Agamben, a exposição aniquila

---

40. Ibid., p. 89.

41. BAUDRILLARD. *Die fatalen Strategien*, p. 130.

justamente aquela possibilidade de comunicação erótica. O rosto desnudado, reduzido unicamente a sua expositividade, desprovido de mistério e expressão, é obsceno e pornográfico. O capitalismo acentua a pornagrifização da sociedade, expondo e exibindo tudo como mercadoria. Ele não conhece nenhum outro uso da sexualidade. Profana o eros em pornografia. Aqui a profanação não se distingue da profanação de Agamben.

A profanação se realiza como desritualização e dessacralização. Hoje em dia estão desaparecendo numa velocidade cada vez maior os espaços e as ações rituais. O mundo torna-se cada vez mais desnudo e obsceno. O "erotismo sagrado, de Bataille, ainda apresenta uma comunicação ritualizada. Pertencem a ele ainda festas e jogos rituais como espaços *especiais*, como espaços de separação eletiva. O amor, que hoje deve ser ainda apenas calor, intimidade e excitação agradável, está apontando para a destruição do erotismo sagrado. Também a sedução erótica, totalmente extinta na pornografia, brinca com ilusões cênicas e formas aparentes. Assim, Baudrillar, por exemplo, chega a contrapor a sedução ao amor: "O ritual pertence à ordem da sedução. O amor surge da destruição das formas rituais, de sua libertação. Ele tira sua energia da destruição dessas formas"[42]. A desritualização do amor se realiza na pornografia. A profanação de Agamben dá impulso, inclusive, ao processo atual de destruição de ritos e à pornografização do mundo, colocando em suspeita espaços rituais como se fossem formas de coerção da separação eletiva.

---

42. Ibid., p. 125.

5
Fantasia

Em *Warum Liebe weh tut* (Por que o amor machuca), Eva Illouz classifica a faculdade da imaginação pré-moderna como "fraca em informações". A falta de informações levaria a "supervalorizar a alguém", "atribuir-lhe uma mais-valia" ou a "idealizá-lo". As imaginações de hoje, ao contrário, em virtude da técnica digital de comunicação, estariam carregadas de informações: "A imaginação antecipada, intermediada pela Internet [...] pode ser qualificada como o contraposto de uma imaginação pobre em informações [...] A imaginação que informa através da Internet [...] está ancorada num ajuntamento de marcas características, ao invés de ser totalitária; e nessa constelação específica, parece que as pessoas dispõem de muitas informações e com isso têm menos facilidade e não estariam em condições de idealizar"[43]. Illouz admite ademais que a crescente liberdade de escolha leva a uma "racionalização" da cupidez. A cupidez já não seria determinada pelo inconsciente, mas por uma escolha consciente. "De maneira constante, nas decisões de escolha e nos critérios dignos de serem desejados racionalmente", o sujeito da cupidez teria sua atenção despertada para um outro e seria responsabilizado por isso. Além do mais, a crescente imaginação teria "modificado e elevado os anseios de homens e mulheres em relação às propriedades desejadas num/a parceiro/a". Por isso que, hoje, muito facilmente a gente se "decepciona". A decepção seria uma "conhecida escrava da imaginação"[44].

Illouz também faz alusão ao nexo que interliga cultura de consumo, cupidez e fantasia. A cultura de consumo estimularia a cupidez e a força de imaginação. Ela impulsionaria

---

43. ILLOUZ, E. *Warum Liebe weh tut*. Suhrkamp, 2011, p. 413.

44. Ibid., p. 386.

fortemente, hoje, uma ação para fazer uso desses mecanismos e onde se comece a sonhar acordado. Já em *Madame Bovary*, Illouz acredita poder constatar que a cupidez por consumo e romântica se condicionam mutuamente. Illouz aponta como a fantasia de Emma é o motor de sua sanha de consumo. Hoje, também a Internet contribuiria para "se apontar o sujeito moderno como sujeito cobiçoso, como um sujeito que anela por experiências, que sonha acordado com objetos ou formas de vida, fazendo experiências de modo imaginativo ou virtual"[45]. O si-mesmo moderno perceberia seus desejos (*Wünsche*) e sentimentos em grande medida de maneira imaginativa através de mercadorias e imagens midiáticas. Sua força da imaginação estaria determinada sobretudo pelo mercado de bens de consumo e pela cultura midiática.

Illouz faz remontar a extravagância de Emma à cultura consumista da França do século XIX: "De fato, raramente se aponta que a fantasia de Emma impulsiona fortemente

---

45. Ibid., p. 375.

o motor das dívidas que ela contrai junto de Lheureux, um pequeno comerciante astuto, que lhe vende materiais e artigos de beleza e moda. As fantasias de Emma remetem diretamente à primitiva cultura de consumo da França do século XIX, justo porquê são intermediadas por uma cupidez romântica"[46]. Contrariamente à hipótese de Illouz, o comportamento consumista de Emma não pode ser explicado pela estrutura socioeconômica da França da época. Se manifesta como excesso e gastança, critérios que se aproximam da "suspensão da economia" de Bataille[47]. À "gastança improdutiva", Bataille

---

46. Ibid., p. 373s.

47. Cf. REYNAUD, P. "Economics and Counter-productivity in Flaubert's Madame Bovary". In: PURDY, A. (ed.). *Literature and Money*. Amsterdã, 1993, p. 137-154; aqui, p. 150: "*Flaubert's process of narration is[...] an instance of sovereignty, of creative overflow [...] Non-value caracterizes a feminine economy, disparaged by basic economics. Nonvalue asserts itself through the non-inscription of women in circuits of Exchange, by non-work*". ("O processo narrativo de Flaubert é [...] uma instância de soberania, de transbordamento criativo [...] A não valia caracteriza uma economia feminina, rebaixada por economia básica. A não valia se assevera através da não inscrição de mulheres em circuitos de câmbio, pelo não-trabalho").

contrapõe aquelas formas de consumo "que servem de meio para a produção"[48]. Lheureux, que muito provavelmente teria sido anteriormente um cambista, representa justo a economia burguesa, que é impedida pela gastança improdutiva, excessiva de Emma. Bataille diria que ela contradiz o "princípio econômico do balanço equilibrado de pagamentos"[49], a lógica de produção e de consumo. Como "princípio de perda" anula a felicidade burguesa, a saber, *Lhereux*. Assim, a morte de Emma é uma consequência coerente da lógica da gastança e do desperdício.

A cupidez, como supõe Illouz, hoje não é "racionalizada" pelas crescentes decisões e critérios de escolha. Em virtude da liberdade ilimitada de escolhas, o que nos ameaça é antes o *fim da cupidez*. A cupidez é sempre cupidez pelo *outro*. A negatividade do retrair-se o aproxima. O *outro*, enquanto objeto da cupidez, se retrai à positividade de escolha. Aquele

---

48. BATAILLE. *Die Aufhebung der Ökonomie*. Munique, 2001, p. 12.

49. Ibid., p. 13.

eu dotado de uma "capacidade inesgotável de formular e aprimorar critérios para a escolha do/a parceiro/a"[50] não *deseja* (*begehrt*). A cultura consumista gera, é certo, novas necessidades e desejos através de imagens midiáticas e narrações imaginativas. Mas a cupidez se distingue tanto do desejo quanto da necessidade. Illouz não entra em detalhes sobre as características próprias dessa economia da libido da cupidez.

A *high definition* informacional não deixa nada indefinido. Mas a fantasia habita um espaço *indefinido*. Informação e fantasia são forças contrapostas. Assim, não existe nenhuma imaginação "prenhe de informação" que não esteja em condições de "idealizar" o outro. A *construção do outro* não está dependente de mais ou menos informação. Mas é só a negatividade da retração do outro que o gera em sua alteridade atópica. Ela lhe concede um nível de ser superior, para além da "idealização" ou da "sobrevaloração". Como tal, a informação é

---

50. ILLOUZ. *Warum Liebe weht tut*, p. 416.

uma *positividade*, que leva a desconstrução da negatividade do outro.

Responsável pela crescente desilusão na sociedade de hoje não é tanto o aumento da fantasia, mas, supondo haver esse fenômeno, a alta expectativa. Em sua sociologia da decepção, equivocadamente Illouz não distingue entre fantasia e expectativa. Ao contrário, a grande quantidade de informações, sobretudo a visual, acaba sufocando-a. A hipervisibilidade não pode ser acrescida e não se coaduna com a força da imaginação. Assim, a pornografia destrói a informação visual, e como que maximiza a fantasia erótica.

Flaubert lança mão precisamente da negatividade do retraimento visual para incitar a fantasia erótica. No cenário erótico do romance, paradoxalmente, não existe quase nada para se ver. Léon seduz Emma para um passeio de carruagem. O coche perambula sem rumo e sem paragem pela cidade, enquanto eles se amam apaixonadamente escondidos atrás das cortinas abaixadas. Flaubert cita com detalhes praças, pontes e bulevares por onde circula e por onde passa o coche:

Quatremares, Sotteville, Jardim botânico etc., mas nada se pode ver dos amantes. Ao final dessa perambulação erótica, Emma coloca sua mão para fora da janela do coche e joga fora bilhetes de papel que começam a flutuar no ar como borboletas e vão pousar sobre um campo de trevos.

Numa breve história de J.G. Ballard, *Die Gioconda des Mittagszwielichts* (*The Gioconda of the Twilight Noon*), o protagonista se retira para uma casa de campo junto ao mar, para recuperar-se de uma enfermidade dos olhos. Sua cegueira momentânea o leva a um desenvolvimento e refinamento dos outros sentidos. De seu interior começam a brotar imagens oníricas, que logo lhe parecem ser mais reais que a realidade, e às quais ele se entrega obsessivamente. Fica o tempo inteiro conjurando a paisagem misteriosa da costa com suas rochas azuis e em sua visão sobre as escarpas rochosas que levam a uma gruta. Ali ele encontra uma maga misteriosa que se corporifica como objeto de sua cupidez. Num dia, quando trocava as bandagens dos olhos, ao tirar uma faixa, quando um raio de luz atinge seus olhos, acredita de repente que a luz estaria como que queimando suas fantasias. Logo vai recuperando a vista, mas percebe que as imagens oníricas não retornam. Tomado de desespero, toma a decisão radical de destruir seus olhos *para ver melhor*. Assim, o grito de dor se mistura com o júbilo: "Maitland foi rapidamente afastando os ramos de salgueiro e rumou para a costa. Um instante depois Judite ouvia seus gritos em meio à algazarra dos gritos das gaivotas. Parecia meio tomado de dor e meio soando triunfo. Ela desceu correndo até as árvores, porque não sabia se ele havia se ferido ou se descobrira alguma coisa de bonito. Então ela viu que ele estava de pé na costa, sua cabeça voltada para a luz do sol, o vermelho claro nas faces e nas mãos; um Édipo alegre, inquieto"[51].

Žižek supõe, equivocadamente, que aqui o protagonista Maitland está seguindo o dispositivo idealista-platônico, cuja questão central

---

51. BALLARD, J.G. Die Gioconda des Mittagszwielichts. In: *Der unmögliche Mensch*. Munique, 1973, p. 118-127; aqui, p. 127.

consiste nisso, "como nós saímos da realidade fenomenal material, 'falsa' e em perene modificação para entrar na verdadeira realidade das ideias (da caverna, onde só podemos perceber sombras, para a luz do dia, onde podemos lançar um olhar para o sol)"[52].

Segundo Žižek, Maidland olha diretamente para o sol na esperança de "poder ver a cena em sua totalidade", ou seja, ver mais e com mais clareza[53]. Na verdade, Maidland está seguindo um dispositivo antiplatônico. Na medida em que destrói a *luz* do olhar, ele está ousando dar um passo atrás do mundo da verdade e hipervisibilidade para a caverna, nesse espaço meio escuro das imagens oníricas e da cupidez.

A música interior das coisas só toa quando *fecham-se os olhos*, o que introduz a permanência junto delas. Assim, Barthes cita Kafka: "Fotografam-se coisas para afugentá-las do sentido. Minhas histórias são uma espécie de

---

52. ŽIŽEK, S. *Die Pest der Phantasmen*. Viena, 1999, p. 82.

53. Ibid., p. 81.

fechar-os-olhos"[54]. Diante da enorme quantidade de imagens hipervisíveis, hoje já não é possível *fechar os olhos*. Também a mudança veloz das imagens não nos concede mais tempo para isso. Fechar os olhos é uma *negatividade* que não se coaduna bem com a positividade e hiperatividade da sociedade acelerada de hoje. A coerção para a hipervigilância, hoje, impede que fechemos os olhos. Ela também é responsável pelo esgotamento neuronal do sujeito de desempenho. Um demorar-se contemplativo é uma forma conclusiva. *Fechar* os olhos é como que um *mostrar-se da conclusão*. A percepção só pode ser concluída num repouso contemplativo.

A hipervisibilidade caminha lado a lado com a desconstrução dos umbrais e dos limites. É o *telos* da sociedade da transparência. O espaço se torna transparente quando é alisado e nivelado. Umbrais e passagens são zonas prenhes do mistério e do enigmático, onde começa o *outro* atópico. Junto com os limites e

———————

54. BARTHES. *Die helle Kammer*, p. 65.

umbrais desaparecem também as *fantasias sobre o outro*. Sem a negatividade dos umbrais, sem a experiência do umbral, a fantasia fenece. A crise atual da arte e também da literatura pode ser reduzida à crise da fantasia, ao *desaparecimento do outro*, ou seja, à *agonia do eros*.

As cercas divisórias ou os muros que são erigidos hoje em dia não movem mais as fantasias, pois não geram o *outro*. Ao contrário, percorrem o inferno do igual, que segue apenas as leis econômicas. Assim, separam os ricos dos pobres. O que produz esses novos limites é o capital. Mas por princípio o dinheiro torna tudo *igual*. Nivela diferenças essenciais. Limites enquanto edifícios eliminatórios e excludentes destroem *as fantasias em relação ao outro*. Não são *umbrais*, não são mais *corredores de passagem*, que levam para *algum outro lugar*.

6
Política do eros

No seio de eros habita um "gérmen do universal"[55]. Quando contemplo um belo corpo, já estou a caminho para o belo em si. O eros move e impinge a alma a "testemunhar no belo"[56]. Dele parte um impulso espiritual. A alma *impulsionada por eros* produz coisas belas e sobretudo ações belas, que possuem um valor universal. Essa é a doutrina platônica de eros. Ela não é simplesmente contrária aos sentidos e ao prazer, como se costuma admitir. Quando o amor é profanado, hoje, e transformado em sexualidade, o traço universal do eros também se retira dele.

---

55. BADIOU. *Lob der Liebe*, p. 23.

56. *Symposion*, 206b.

O eros, que segundo Platão, dirige a alma, tem poder sobre todas as suas partes: cupidez (*epithymia*), coragem (*thymos*) e razão (*logos*). Cada uma das partes da alma possui sua própria experiência de prazer e interpreta o belo conforme seu modo próprio[57]. Hoje parece que o que domina a experiência de prazer da alma é sobretudo a cupidez (*epithymia*). Por isso, as ações raramente são *impulsionadas pelo thymos*. Típico do *thymos* é, p. ex., a *ira*, que rompe radicalmente com o vigente e faz surgir um novo estado. Hoje ele evita aborrecimentos e insatisfações. Falta a essas a negatividade da ruptura. E assim permite-se a permanência do estado vigente. E, sem eros, decai também o logos num cálculo impulsionado por dados, que não podem contar com o acontecimento, com o ingovernável. Não se pode confundir o eros com a cupidez (*epithymia*)[58]. Este não

---

57. Cf. SZLEZÁK, T.A. "Seele" bei Platon. In: KLEIN, H.D. (ed.). *Der Begriff der Seele in der Philosophiegeschichte*. Würzburg, 2005, p. 65-86; aqui, p. 85.

58. Cf. PFALLER, R. *Das schmutzige Heilige und die reine Vernunft*, p. 144: "Em *A República*, Platão projetou uma topologia tripartida da alma humana, que abarca o *logos* (a razão), o *eros* (a cupidez) e o *thymos* (o orgulho)".

está subordinado apenas à cupidez mas também ao *thymos*. Ele o impulsiona a produzir belas ações. O *thymos* é o lugar onde se tocam eros e política. Mas a política atual, que não está privada apenas de *thymos* mas também de eros, atrofia em mero trabalho. O neoliberalismo aciona uma despolitização geral da sociedade onde ele, não por último, substitui o eros por sexualidade e pornografia. Baseia-se na *epithymia*. Numa sociedade do cansaço, de sujeitos de desempenho isolados em si mesmos, começa a se atrofiar completamente também o *thymos*. Torna-se impossível um agir comum e universal, um *nós*.

Seguramente não há uma política do amor. A política permanece antagonista. Mas as ações políticas possuem um nível que se bifurca distante e se comunicam com eros. Aquelas histórias de amor que surgem frente ao plano de fundo de ações políticas apontam para essa ligação secreta entre eros e política. É bem verdade que Badiou nega haver ligação direta entre política e amor, mas ele parte de uma "espécie de ressonância secreta", que surge entre a vida, que é o engajamento completo sob o signo de uma ideia política, e a intensidade, que é própria do amor. Eles seriam como "dois instrumentos musicais completamente distintos em seu nome e em sua força, mas que combinados por um grande músico na mesma peça musical podem ter uma harmonia misteriosa"[59]. A ação política enquanto cupidez comum por outra forma de vida, por outro mundo, mais justo, num outro nível mais profundo, tem relação direta com o eros. Ela apresenta uma fonte energética para o rebelar-se na política.

O amor é um "palco de dois"[60]. Ele interrompe a perspectiva do um e faz surgir o mundo a partir do ponto de vista do *outro* ou do *diverso*. A negatividade de uma reviravolta caracteriza o amor como experiência e encontro: "é claro que sob a influência de um encontro de amor tenho que inverter de cabeça para baixo meu modo usual de viver e minha situação (*habiter*)"[61]. O "evento" é um momento da

---

59. BADIOU. *Lob tier Liebe*, p. 62.

60. Ibid., p. 39.

61. BADIOU, A. *Ethik* – Versuch über das Bewusstsein des Bösen. Viena, 2003, p. 63.

"verdade". Ele introduz um novo modo de ser, um modo de ser totalmente diferente, na situação dada, no costume de *habiter*. Deixa acontecer algo que a situação não consegue dar conta. Interrompe o igual em vantagem do outro. A essência do evento é a negatividade da ruptura que permite o surgimento de algo totalmente diferente. O caráter próprio do evento liga o amor à política ou à arte. Todos ordenam uma "fidelidade" ao acontecimento. Essa *fidelidade transcendental* permite ser compreendida como uma propriedade universal do eros.

A negatividade da transformação ou do totalmente outro é estranha à sexualidade. O sujeito sexual permanece sempre igual a si mesmo. Ele não se choca com nenhum *evento*, pois o objeto sexual de consumo não é o *outro*. Por isso, ele jamais me coloca em questão. A sexualidade está na ordem do *habitual*, que reproduz o *igual*. É o amor do *um* ao outro *um*. Falta-lhe por completo a negatividade da alteridade que espelha aquele "palco de dois". A pornografia agudiza a habitualização, pois extingue totalmente a alteridade. Seu consumidor nem sequer possui um *contraponto* sexual.

Assim, ele habita o *palco do um*. Da imagem pornográfica não parte qualquer *resistência* do outro ou também do real. Nela tampouco inabita qualquer decência, nenhuma distância. Pornográfica é precisamente a falta de toque e de encontro com o outro, a saber, é o toque autoerótico de si-mesmo e a autoafeição, que protege o ego do toque alheio ou do ser capturado. Assim, a pornografia fortalece o processo de narcisização do si-mesmo. O amor, enquanto evento, enquanto "palco de dois", é ao contrário *des-habitualizante* e *des-narcisizante*. Provoca uma "ruptura", um "buraco" na abertura do habitual e do igual.

Um dos interesses centrais do surrealismo foi reencontrar o amor. Essa nova definição surrealista do amor representa um gesto artístico, existencial e político. Assim, por exemplo, André Breton atribui uma força universal ao eros: "A única arte digna do homem e do espaço, a única capaz de conduzi-lo ainda mais do que as estrelas [...] é erotismo"[62]. No

---

62. *"The only art worth of man and of space, the only one capable of leading him further than the stars [...] is eroti-*

surrealismo, o eros é o *medium* de uma revolução poética da linguagem e da existência[63]. É elevado ao patamar de uma fonte energética de renovação, donde devem se nutrir inclusive as ações políticas. Por meio de sua força universal, ele interliga o artístico, o existencial e o político. O eros se manifesta como cupidez revolucionária por uma forma de vida e de sociedade totalmente distinta. Sim, ele mantém de pé a *fidelidade* do porvir.

---

cism" (BRETON, A. *Exposition internationale du surréalism* (Eros), apud MAHON, A. *Surrealism and the Politics of Eros*. Londres, 2005, p. 143).

63. Cf. ibid., p. 65.

7
O fim da teoria

Numa carta endereçada a sua mulher, escreve Martin Heidegger: "O outro, inseparável do amor a ti e, de outro modo, inseparável do meu pensamento, é difícil de dizer. Chamo-o de Eros, o mais antigo dos deuses, segundo a palavra de Parmênides. O bater as asas daquele deus toca-me cada vez que no pensamento dou um passo essencial e ouso avançar no ainda não trilhado. Ele me toca, talvez, mais fortemente e de forma mais misteriosa que outros, quando o que há muito tempo se adivinhou precisa ser trazido à região do dizível e quando o dito tem de ser abandonado à solidão por muito tempo. Corresponder *a isso* limpidamente e, no entanto, conservar o que é nosso, seguir o voo e, no entanto, retornar bem, realizar ambas essas coisas de forma igualmente essencial e como convém, é isso em que facilmente eu fracasso, e então escorrego para a mera sensorialidade ou, através do mero trabalho, tento forçar aquilo que não pode ser forçado"[64]. Sem a sedução do outro atópico, que acende uma cupidez erótica no pensamento, esse se atrofia em mero *trabalho*, que reproduz sempre o *igual*. Falta ao pensamento calculista a negatividade da atopia. É *trabalho* no positivo. Não há nenhuma negatividade para lançá-lo para a inquietação. O próprio Heidegger fala de "mero trabalho", para onde escorrega o pensamento quando não é impingido pelo eros, e ousa lançar-se no "que ainda não foi trilhado", no incontrolável. O pensamento é tocado "mais fortemente", "mais misteriosamente" pelo bater das asas de eros, no momento em que o outro atópico, inefável procura transpor-se para a linguagem. A resistência do outro atópico está totalmente ausente do pensamento calculativo, impulsionado por dados. O pensamento sem eros é

---

64. *Briefe Martin Heideggers an seine Frau Elfride 1915-1970*. Munique, 2005, p. 264.

meramente repetitivo e aditivo. E o amor, sem eros, sem seu impulso espiritual, degenera em "mera sensorialidade". Sensorialidade e trabalho pertencem à mesma ordem. Eles não têm espírito nem cupidez.

Há poucos anos atrás o redator-chefe da revista *Wired*, Chris Anderson, publicou um artigo provocativo com o título *"The end of theory"*. Ali, ele afirma que uma quantidade inimaginavelmente grande de dados, que ora estão disponíveis, tornariam totalmente supérfluos os modelos teóricos: "Hoje as empresas como o Google*, que cresceram em uma era de dados maciçamente abundantes, não têm de se ajustar a modelos errados. Na verdade, eles não têm de se ajustar a nenhum tipo de modelo"[65]. Analisam-se dados e busca-se encontrar cada vez mais modelos (*patern*) de afiliações ou dependências. No lugar de modelos teóricos hipotéticos, surgem ajustamentos

---

65. *"Today companies like Google*, which have grown up in an era of massively abundant data, don't have to settle for wrong models. Indeed, they don't have to settle for models at all"* (*Wired Magazine*, 16/07/2008).

niveladores diretos de dados. A correlação substitui a causalidade: "Fora com toda teoria do comportamento humano, desde a linguística até a sociologia. Esqueça a taxonomia, a ontologia e a psicologia. Quem sabe a razão por que as pessoas fazem o que fazem? A questão é que elas fazem algo e nós podemos acompanhar e mensurar isso com uma fidelidade sem precedentes. Tendo dados suficientes, os números irão falar por si mesmos"[66].

Anderson fundamenta sua tese com um conceito teórico fraco, abreviado. A teoria é mais que um modelo ou uma hipótese que pudesse ser verificada ou refutada através de experimentos. *Teorias fortes*, como por exemplo a teoria das ideias de Platão ou a fenomenologia do espírito de Hegel, não são modelos que pudessem ser substituídos por análises de dados. Em sua base está um pensamento

---

66. *"Out with every theory of human behavior, from linguistics to sociology. Forget taxonomy, ontology, and psychology. Who knows why people do what they do? The point is they do it, and we can track and measure it with unprecedented fidelity. With enough data, the numbers speak for themselves"*.

em sentido enfático. A teoria apresenta uma decisão essencial, que faz o mundo aparecer de forma totalmente distinta, numa luz totalmente diferente. É uma decisão primária, primordial que decide sobre o que pertence e o que não pertence a ela, o que *é* ou deve *ser* e o que não. Como *narração* altamente seletiva, ela abre uma via de distinção através do que ainda "não foi trilhado".

Na verdade, não existe isso de um pensamento *impulsionado por dados*. Impulsionado por dados é apenas o cálculo. No seio do pensamento reside apenas a negatividade do incontável ou incontrolável. Esse tem uma *ordenação prévia*, sim é dado previamente aos "dados", isto é, ao dado determinado. A teoria que está à base do pensamento é um *dom primordial* (*Vor-gabe*). Ela transcende a positividade do dado e permite inclusive que este apareça numa nova luz. Isso não é romantismo, mas a lógica do pensamento que vigora desde seus inícios. A massa de dados e de informações, que hoje cresce de forma desmedida, desvia imensamente a ciência da teoria, do pensamento. Em si mesmas, as informações são positivas. A ciência positiva baseada em dados (a ciência Google*), que se esgota no nivelamento e comparação de dados, põe fim à teoria em sentido enfático. Ela é aditiva ou detectiva; não é narrativa nem hermenêutica. Falta-lhe a tensão penetrante e narrativa. Assim degringola em informações. Em virtude da crescente massa de informações e dados, hoje as teorias são muito mais necessárias do que antigamente. Elas impedem que as coisas se misturem e proliferem. Eles reduzem a entropia. A teoria *clareia* o mundo antes de esclarecê-lo. Temos de pensar a origem comum de teorias e cerimônias ou rituais. Elas colocam o mundo *em forma*. Formam o curso das coisas e lhe dão enquadramento a fim de que elas não extrapolem as fronteiras. A massa de informações de hoje, ao contrário, atua de modo *deformativo*.

A massa de informações eleva massivamente a entropia do mundo, sim, o nível de ruído. O pensamento necessita de silêncio. É uma expedição para o silêncio. A atual crise da teoria tem muito em comum com a crise da literatura e a crise da arte. O representante francês do *nouveau roman*, Michel Butor, concebe-a como uma crise do espírito: "Não vivemos apenas numa crise econômica, vivemos também numa crise literária. A literatura europeia está em perigo. O que estamos vivenciando hoje na Europa é uma crise do espírito"[67]. À questão sobre onde se pode reconhecer essa crise do espírito, Butor responde: "Já há dez ou vinte anos quase nada mais acontece na literatura. Há uma inundação de publicações, mas uma estagnação espiritual. A causa é uma crise da comunicação. Os novos meios de comunicação são admiráveis, mas causam um barulho monstruoso". A massa de informações em proliferação, essa *desmedida positividade*, se expressa como barulho. A sociedade da transparência e a sociedade da informação é uma sociedade com alto nível de barulho. Mas sem negatividade só irá existir o igual. O espírito, que originalmente significa inquietação, deve a essa sua vivacidade.

---

67. *Zeit*, 12/07/2012.

A ciência positiva, movida por dados, não produz nenhum *conhecimento* ou verdade. Das informações, apenas *tomamos conhecimento*. Informações, enquanto positividades, nada mudam nem nada anunciam. São totalmente *inconsequentes*. O conhecimento, ao contrário, é uma negatividade. Ele é exclusivo, requintado (*exquisit*) e executivo. Assim, um conhecimento, precedido por uma *experiência*, pode abalar tudo que-já-tem-sido, e fazer surgir algo *totalmente distinto*. A desmedida em simples tomadas de conhecimento não deixa surgir nenhum conhecimento. A sociedade da informação é uma sociedade vivencial. Também a vivência é aditiva e cumulativa. É nisso que ela se distingue da experiência, que é, muitas vezes, *única*. E assim, tampouco tem acesso ao totalmente outro. Falta-lhe o *eros*, que *transforma*. Também a sexualidade é uma fórmula de vivência positiva do amor. Por isso, ela também é aditiva e cumulativa.

Nos diálogos de Platão, Sócrates é descrito como sedutor, amante a amado, que em virtude de sua singularidade é chamado de *atopos*. Seu discurso (*logos*) se realiza ele próprio como uma *sedução erótica*. Por isso, ele é comparado com o sátiro Mársias. Sabe-se que os sátiros e as sereias são os acompanhantes de Dioniso. Sócrates seria mais admirável que o tocador de flauta Mársias, pois ele seduz e embriaga apenas através das palavras. Todo aquele que ouvir seus discursos fica fora de si. Alcebíades afirma que, ao ouvi-lo, seu coração batia mais forte do que os que são arrebatados pela dança de coribantes. Sente-se ferido por esses "discursos da sabedoria" (*philosophia logon*) pior do que se fosse picado por uma serpente. Seus discursos levariam às lágrimas. Até o presente quase não se tem dado atenção ao fato de, nos primórdios da filosofia e da teoria, o logos e o eros caminharem de mãos dadas. O logos não tem qualquer força sem o poder de eros. Alcebíades conta que Péricles e outros bons oradores não conseguiam atingi-lo nem o inquietar como fazia Sócrates. Faltava a suas palavras a força sedutora de eros.

Eros conduz e seduz o pensamento pelo *intransitado*, pelo outro atópico. A *daimonia* do discurso socrático remonta à *negatividade da atopia*. Mas ela não desemboca na *aporia*.

Contrariamente à tradição, Platão afirma que *poros* seria o pai de eros. *Poros* significa *caminho*. É bem verdade que o pensamento ousa trilhar o intransitado, mas não se perde nele. Em virtude de sua proveniência, eros lhe mostra o *caminho*. Filosofia é a tradução do eros em logos. Quando observa que é tocado pelo bater das asas de eros, Heidegger está seguindo a teoria platônica de eros, tão logo ele dê qualquer passo essencial no pensamento e se lance a trilhar o intransitado.

Em Platão, eros é chamado de *philòsophos*, amigo da verdade[68]. O filósofo é um amigo, um amante. Esse amante não é, porém, uma pessoa exterior, não é uma circunstância empírica, mas "uma presença íntima no pensamento, uma condição de possibilidade do próprio pensar, uma categoria viva, uma vivência transcendental"[69]. Em sentido enfático, o pensamento só se eleva mesmo a partir de eros. Para poder pensar, é preciso antes

---

68. *Symposion*, 203e.

69. DELEUZE, G. & GUATTARI, F. *Was ist Philosophie?* Frankfurt a. M., 1996, p. 7.

ter sido um amigo, um amante. Sem eros, o pensamento perde toda e qualquer vitalidade, toda inquietação e se torna repetitivo, reativo. O eros enerva o pensamento com a cupidez pelo *outro* atópico. Em *Was ist Philosophie* [O que é a filosofia], Deleuze e Guattari elevam o eros como sendo a condição de possibilidade transcendental para o pensamento: "O que significa 'amigo', se ele [...] é a condição de realização do pensamento? Ou será que amante não é propriamente amante? E o amigo não irá introduzir novamente e ainda no pensamento uma relação vital com o outro, que se acreditava ter sido excluída do pensamento puro?"[70]

70. Ibid.

Para ver os livros de
BYUNG-CHUL HAN
publicados pela Vozes, acesse:

livrariavozes.com.br/autores/byung-chul-han

ou use o QR CODE

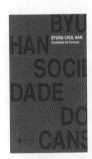
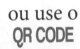

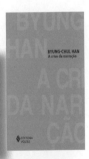
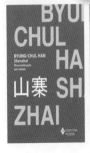
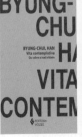
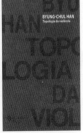

Conecte-se conosco:

f facebook.com/editoravozes

⌾ @editoravozes

𝕏 @editora_vozes

▶ youtube.com/editoravozes

☎ +55 24 2233-9033

www.vozes.com.br

Conheça nossas lojas:

www.livrariavozes.com.br

Belo Horizonte – Brasília – Campinas – Cuiabá – Curitiba
Fortaleza – Juiz de Fora – Petrópolis – Recife – São Paulo

  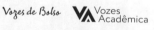

EDITORA VOZES LTDA.
Rua Frei Luís, 100 – Centro – Cep 25689-900 – Petrópolis, RJ
Tel.: (24) 2233-9000 – E-mail: vendas@vozes.com.br